AF403255

BIARRITZ

SON CLIMAT
SA SAISON D'HIVER
SES BAINS DE MER
SES EAUX CHLORURÉES SODIQUES FORTES

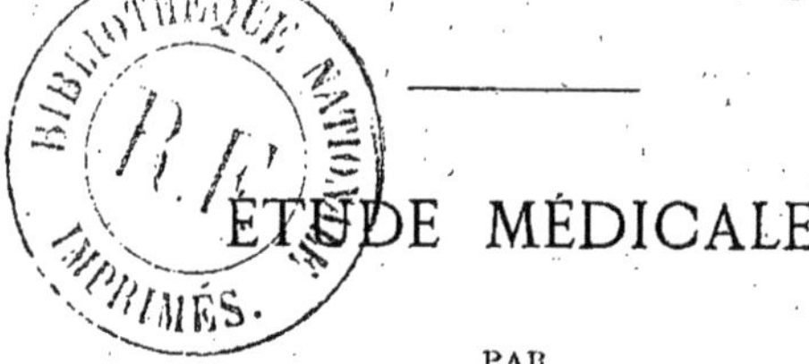

ÉTUDE MÉDICALE

PAR

le Docteur AIMÉ GIBOTTEAU,

Ancien Interne des Hôpitaux de Paris,
Médecin à Biarritz.

DAX

IMPRIMERIE-RELIURE H. LABÈQUE

11, rue des Carmes

—

1897

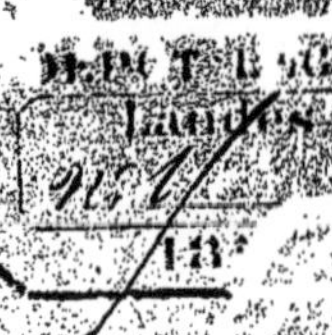

BIARRITZ

SON CLIMAT
SA SAISON D'HIVER
SES BAINS DE MER
SES EAUX CHLORURÉES SODIQUES FORTES

———

ÉTUDE MÉDICALE

PAR

le Docteur AIMÉ GIBOTTEAU,

Ancien Interne des Hôpitaux de Paris,
Médecin à Biarritz.

———

DAX

IMPRIMERIE-RELIURE H. LABÈQUE
11, rue des Carmes

—

1897

BIARRITZ

SON CLIMAT
SA SAISON D'HIVER
SES BAINS DE MER
SES EAUX CHLORURÉES SODIQUES FORTES

Tout au fond du Golfe de Gascogne, au point où les dunes monotones de la côte des Landes s'arrêtent devant les gais coteaux boisés, contre-forts des Basses-Pyrénées, et sur le premier de ces coteaux, s'élève la ville de Biarritz.

Ce n'était naguère qu'un tout petit village de pêcheurs, gardant dans ses armes le souvenir des temps reculés où ses enfants allaient pêcher la morue et la baleine aux mers lointaines. Aujourd'hui le charme du site et de ses environs, les bienfaits uniques du climat, l'attrait des bains de mer, plus agréables et plus efficaces qu'en aucune autre plage, lui gagnant la faveur du public, notre ville est devenue une station estivale et hivernale renommée. Les Français y affluent en toute saison. Elle attire des étrangers : Espagnols, Anglais, Russes, qui, chacun à leur tour, y forment des colonies nombreuses et élégantes.

L'intérêt que présentait déjà Biarritz pour le corps médical s'est grandement accru en 1893 par la construction des Thermes Salins de Biarritz-Briscous, réalisant un desideratum depuis longtemps formulé : la *balnéation chlorurée sodique forte*, administrée dans un climat tonique et reconstituánt.

Nous étudierons successivement ici : le site, le climat de Biarritz, sa saison d'hiver, ses bains de mer et ses eaux chlorurées sodiques fortes, en nous plaçant à un point de vue exclusivement médical.

La colline sur laquelle s'élève Biarritz entre en forme de coin émoussé dans l'Océan, qu'elle surplombe de ses hautes falaises. Son versant nord s'abaisse en pente douce dans un petit vallon qui descend des Thermes Salins à la Grande Plage. Partout sur un rayon de plus d'un kilomètre, se pressent les villas, grandes et petites. Les grands hôtels occupent de préférence les parties du bord de la mer qui regardent le Nord et l'Ouest. Les séjournants pourront facilement à Biarritz s'installer selon qu'il conviendra le mieux à chacun. Ceux que le bord de la mer excite ou fatigue trouveront à la périphérie, et surtout dans le voisinage des Thermes, des retraites plus tranquilles. Pour d'autres, et ceux-là seront en plus grand nombre, la vue constante de la mer et la proximité des plages est une source d'agrément et de santé.

Disons en passant que les fortunes modestes ne doivent pas redouter un séjour à Biarritz. A côté des grands hôtels qui réalisent tout le confortable du luxe moderne, il est quantité d'installations simples et propres qui conviennent aux nombreuses familles et dont les prix n'ont rien d'exagéré.

CLIMAT DE BIARRITZ

—

Le climat de Biarritz est celui du Sud-Ouest de la France, très modifié par l'Océan, le Gulf-Stream et le voisinage des montagnes. On pourra apprécier sa valeur par les données suivantes.

Nous donnons d'abord, d'après les Bulletins de l'Observatoire météorologique de la Grande Plage, les moyennes mensuelles, saisonnières et annuelles des observations thermométriques, prises du 1er Décembre 1884 au 30 Novembre 1896, soit 12 années complètes.

INDICATION des PÉRIODES		1884-85		1885-86		1886-87		1887-88		1888-89		1889-90		1890-91		1891-92		1892-93		1893-94		1894-95		1895-96	
		max.	min.	max.	min.	max.	min.	max.	min.	max.	min.	max.	min.	max.	min.	max.	min.	max.	min.	max.	min.	max.	min.	max.	min.
HIVER	Décembre	13.8	4.8	15.7	3.3	11.9	5.6	9.6	5.1	14.2	6.7	9.5	2.7	9.2	2.1	13.4	7.0	12.1	4.6	11.0	4.2	12.0	4.5	14.1	7.1
	Janvier	12.5	2.5	9.9	4.5	11.9	4.4	10.8	4.4	8.9	2.4	13.9	5.8	8.4	0.9	11.5	5.6	11.5	2.9	11.2	4.9	9.1	2.9	10.5	3.4
	Février	18.1	9.0	11.5	3.7	10.6	2.9	7.4	1.5	9.9	3.7	11.9	3.1	11.4	3.8	14.9	6.2	14.0	7.0	13.0	5.0	10.0	4.1	12.4	8.0
	Moyenne	14.6	5.4	12.3	3.8	11.4	4.3	9.2	3.7	11.0	4.9	11.7	3.8	9.0	2.9	13.2	6.2	12.8	4.8	11.7	4.7	10.4	3.8	12.3	4.5
	Écart moyen du max. au min.	9.2		8.5		7.1		5.5		6.1		7.9		6.1		7.0		8.0		7.0		6.6		7.8	
PRINTEMPS	Mars	14.7	6.1	16.4	7.4	13.7	6.0	12.2	5.0	12.1	4.8	13.4	5.4	14.1	6.8	13.4	6.0	17.4	8.0	15.4	6.7	13.4	5.7	14.4	8.1
	Avril	15.7	7.4	17.3	9.0	14.6	6.7	13.9	7.7	13.7	8.5	15.4	9.0	15.5	9.2	15.9	8.1	20.5	10.8	17.7	9.6	17.8	10.2	13.9	7.5
	Mai	17.4	9.5	20.4	10.7	16.4	10.8	20.1	12.5	18.8	12.6	19.2	11.9	17.3	11.3	19.2	12.0	21.2	13.0	16.4	10.5	17.8	12.3	17.8	11.8
	Moyenne	15.9	7.7	18.0	9.0	14.9	7.8	15.4	8.4	14.9	8.6	16.0	8.7	15.6	9.1	16.1	8.7	19.7	10.6	16.5	8.9	16.3	9.4	15.8	9.1
	Écart moyen du max. au min.	8.2		9.0		7.1		7.0		6.3		7.3		6.5		7.4		9.1		7.6		6.9		6.2	
ÉTÉ	Juin	23.4	15.1	20.2	14.4	23.4	16.6	23.6	14.7	21.0	15.0	22.7	15.4	23.1	14.5	22.8	15.4	22.9	15.4	22.7	15.1	22.4	15.6	21.3	14.7
	Juillet	24.7	17.8	25.2	17.2	24.4	18.2	22.9	14.2	24.7	16.8	23.3	16.5	24.3	16.4	24.4	16.7	23.8	16.8	24.3	15.9	26.4	17.0	23.4	16.8
	Aout	23.9	17.3	24.1	17.1	25.0	18.2	24.0	14.7	25.0	14.6	23.1	16.2	23.7	15.5	26.8	17.1	27.3	18.8	25.1	16.5	24.9	17.0	21.9	15.4
	Moyenne	24.0	16.7	23.1	16.2	24.2	17.6	23.5	14.5	23.5	15.5	23.0	16.0	23.7	15.5	24.6	16.4	24.7	17.0	24.0	15.8	24.5	16.5	22.2	15.6
	Écart moyen du max. au min.	7.3		6.9		6.6		9.0		8.0		7.0		8.2		8.2		7.7		8.2		8.0		7.6	
AUTOMNE	Septembre	23.4	13.9	24.8	16.5	21.4	13.8	23.1	14.8	24.0	14.7	23.2	14.5	23.8	14.2	23.6	16.6	23.3	15.5	22.4	12.4	27.8	17.1	22.6	15.0
	Octobre	16.5	10.0	19.9	11.0	16.3	8.9	18.9	9.9	17.7	11.5	18.6	10.8	20.6	12.6	18.3	11.7	21.0	12.3	20.9	11.8	19.7	10.5	16.1	9.7
	Novembre	15.8	7.7	13.1	5.2	13.2	7.2	16.7	8.3	16.1	7.0	13.2	6.2	14.6	7.6	13.3	7.7	13.7	6.8	15.4	8.4	19.4	11.3	11.4	6.0
	Moyenne	18.6	10.5	19.3	10.9	16.9	9.9	19.5	11.0	19.3	11.0	18.3	10.5	19.6	11.4	18.4	12.0	19.3	11.3	19.5	10.7	22.1	13.0	16.7	10.2
	Écart moyen du max. au min.	8.1		8.4		7.0		8.5		8.3		7.8		8.2		6.4		8.0		8.8		9.1		6.5	
Moyenne annuelle (12 années)		18.1	10.1	18.1	10.0	16.8	10.1	16.9	9.4	17.2	10.0	17.2	9.7	17.0	9.7	18.1	10.8	19.1	10.9	17.9	10.0	18.3	10.7	16.6	9.8
Écart moyen du max. au min.		8.0		8.1		6.7		7.5		7.2		7.5		7.3		7.3		8.2		7.9		7.6		6.8	

Biarritz, le 10 mai 1897.

Vu et certifié conforme aux relevés originaux :
Le Maire, F. MOUREU.

Le Directeur de l'Observatoire,
Ch SÉBIE.

Le tableau suivant, tiré du précédent, donne les variations saisonnières et annuelles des températures extrêmes à Biarritz, du 1er Décembre 1884 au 30 Novembre 1896.

Indication des Périodes	Indication des Variations	Différence
Saison d'Hiver	Pour les maxima, entre 9.0 et 14.6	5.3
	» minima, » 2.9 et 6.2	3.3
	Pour les écarts du max. au min. 5.5 et 9.2	3.7
Saison de Printemps	Pour les maxima, entre 14.9 et 19.7	4.8
	» minima, » 7.7 et 10.6	2.9
	Pour les écarts du max. au min. 6.2 et 9.1	2.9
Saison d'Eté	Pour les maxima, entre 22.2 et 24.7	2.5
	» minima, » 14.5 et 17.6	3.1
	Pour les écarts du max. au min. 6.6 et 9.0	2.4
Saison d'Automne	Pour les maxima, entre 16.7 et 19.6	2.9
	» minima, » 9.9 et 12.0	2.1
	Pour les écarts du max. au min. 6.4 et 8.5	2.1
Année entière	Pour les maxima, entre 16.8 et 19.1	2.3
	» minima, » 9.4 et 10.9	1.5
	Pour les écarts du max. au min. 6.7 et 8.2	1.5

Les comparaisons ci-dessus permettent de conclure que l'uniformité dans la température à Biarritz est bien caractérisée, puisque les différences sont peu sensibles entre les maxima et les minima, aussi bien qu'entre les écarts des températures extrèmes.

Biarritz, le 10 Mai 1897.

Le Directeur de l'Observatoire,

Ch. SÉBIE.

Vu et certifié de la plus rigoureuse exactitude :

Biarritz, 10 Mai 1897.

Le Maire, F. MOUREU.

- 8 -

Notre confrère le docteur Lobit, de Biarritz, dans son intéressante *Note Climatologique et Démographique sur Biarritz*, communiquée au congrès d'Hydrologie de Clermont-Ferrant, a étudié les températures d'hiver par mois et par hiver de notre station, comparées à celles de Nice, Brest et Paris. Ces chiffres sont calculés d'après les sources officielles du Bureau Central Météorologique de France, c'est-à-dire qu'ils offrent des garanties indiscutables d'exactitude.

Moyennes des températures des mois d'hiver 1889-1897

ANNÉES	1889-90			1890-91			1891-92			1892-93			1893-94			1894 95			1895-96			1896-97		
MOIS	Décembre	Janvier	Février	Décembre	Janvier	Février	Décembre	Janvier	Février	Décembre	Janvier	Février	Décembre	Janvier	Février	Décembre	Janvier	Février	Décembre	Janvier	Février	Décembre	Janvier	Février
Biarritz	5.6	9.5	7.1	5.5	4.5	8.	9.6	8.	8.6	7.2	5.6	9.8	7.	7.6	8.7	8.7	5.7	6.8	11.7	7.2	7.7	9.8	8.1	11.6
Nice....	6.2	9.	6.1	5.7	4.8	7.2	8.2	6.6	7.6	5.6	4.3	8.4	8.	5.7	8.	7.2	4.4	5.4	8.2	6.9	7.6	8.	6.7	9.7
Brest...	6.3	8.7	6.1	-0.7	4.8	7.8	8.6	6.	7.4	6.6	6.1	8.3	8.3	6.3	9.	9.1	4.8	1.	9.2	7.5	7.5	7.9	5.8	9.0
Paris...	-0.3	5.8	0.	-3.	-0.8	2.5	4.8	2.	4.	0.8	-0.3	6.	2.8	2.6	5.	3.9	1.	-4.	6.2	3.	3.8	3.	2.8	7.5

Ce tableau montre que, sur 24 mois d'hiver, Biarritz en a eu 19 avec une température *moyenne supérieure* à celle de Nice, et 1 autre mois *égale*. Au mois de Janvier 1897, notamment, notre température a été supérieure à celle de Nice de 1°9.

Températures moyennes des hivers (décembre, janvier, février) à Biarritz, Brest, Nice et Paris.

ANNÉES	89-90	90-91	91-92	92 93	93-94	94-95	95-96	96-97
Biarritz...	7.5	6.1	8.7	7.5	7.7	7.0	9.0	9.8
Brest	7.0	3.9	7.2	7.0	7.5	5.0	8.2	7.6
Nice	7.0	5.9	7.4	6.5	7.3	5.4	7.4	8.7
Paris......	2.6	-0.4	3.7	1.8	3.3	-0.6	3.7	4.7

On voit par ce tableau que la température de Biarritz l'hiver s'est constamment maintenue au-dessus de celle de Nice, et qu'elle y a été supérieure une fois de 1°3, une autre fois de 1°5.

Enfin il résulte de ces deux tableaux que la température moyenne a été la suivante pour les quatre stations comparées :

Biarritz . . . . . 7°6
Nice . . . . . . 6°8
Brest . . . . . . 6°6
Paris . . . . . . 2°0

On voit donc que notre moyenne d'hiver d'ensemble est *supérieure à celle de toutes les stations hivernales françaises,* dont Nice peut passer pour le type.

De 1884 à 1896 le nombre de jours où le thermomètre est descendu au-dessous de zéro a été en moyenne de 19 par an. La gelée n'a lieu que le matin au lever du soleil. Dans le jour, en hiver, la température est rarement au-dessous de zéro.

De plus nous n'avons pas à Biarritz les souffles glacés du mistral de la côte méditerranéenne, non plus que *l'abaissement subit de température à 4 heures*, qui s'y fait sentir dans toutes les stations, et oblige les enfants et les délicats à regagner si tôt leur logis. Ici, au contraire, on peut prolonger le séjour en plein air jusqu'après le coucher du soleil sans inconvénients.

TEMPÉRATURES D'ÉTÉ

Le Dr Lobit vient de relever, pour le journal de *Biarritz-Association*, les moyennes de l'été météorologique, Juillet-Août-Septembre, pour les 4 stations considérées, depuis 1890.

ÉTÉS	PARIS			BREST			BIARRITZ			NICE		
	MOYENNES DES			MOYENNES DES			MOYENNES DES			MOYENNES DES		
	Max.	Min.	Moy.	Max.	Min.	Moy.	Max.	Min.	Moy.	Max.	Min.	Moy.
1890....	21.7	12.0	16.8	19.9	12.5	16.2	24.0	15.5	19.7	26.9	15.5	21.2
1891....	21.9	11.6	16.7	19.8	13.0	16.4	24.2	15.8	20.0	25.8	15.4	21.5
1892....	23.7	13.3	18.5	21.5	14.1	17.8	24.4	16.2	20.3	26.2	16.4	21.3
1893....	24.8	13.9	19.3	24.1	14.8	19.5	25.2	16.9	21.0	26.0	17.0	21.5
1894....	22.5	12.2	17.4	19.5	13.0	16.3	23.3	15.4	19.3	26.0	16.0	21.0
1895....	23.1	11.6	17.8	21.6	13.4	17.5	24.6	15.2	19.9	25.9	16.0	21.0
1896....	23.4	11.6	17.5	22.1	12.1	17.1	22.4	15.5	18.9	23.9	15.4	19.7
Moyennes des 7 étés	23.0	12.2	17.7	21.2	13.3	17.3	24.0	15.8	19.9	25.8	16.2	21.0

Il joint à ce tableau les remarques suivantes : *La température d'été à Biarritz n'est pas notablement supérieure à celle de Paris*, surtout si on considère les maxima, qui naturellement sont seuls importants. Si on envisageait, au lieu des moyennes mensuelles, les *maxima quotidiens*, on verrait qu'à Paris les maxima entre 30 et 36° ne sont pas rares, aussi fréquents qu'à Biarritz, et souvent leur durée est plus longue.

Notre ville n'a donc pas l'été la température équatoriale qu'on lui attribue. Il y a bien des journées très chaudes atteignant 34 et 35 avec une chaleur très lourde, mais ce temps (vent de sud) ne dure jamais que deux ou trois jours au maximum, et chaque soir il est corrigé par une brise de mer fraîche et salutaire. Les nuits donnent aussi un abaissement de température qui permet un sommeil réparateur.

VENTS

Les vents les plus fréquents soufflent entre l'Ouest et le Sud. Le vent de Sud-Ouest est ordinaire et apporte avec lui la tiédeur du Gulf-Stream. Le vent de Sud venant au-dessus de l'Espagne, des déserts du Sahara, nous amène, en juillet, août et septembre, ces chaleurs passagères dont nous parlons plus haut. En octobre, il souffle souvent des semaines entières, et alors il est le bienvenu, et ajoute encore aux charmes de ce mois, préféré des amateurs de notre climat. C'est seulement à la fin de l'hiver qu'on a quelques journées de vents froids d'Est et de Nord-Est, qui ont peu de durée.

Les tempêtes éclatent quelques jours après les équinoxes, et durent en moyenne une semaine. Elles sont bien accueillies par les séjournants, car elles offrent le spectacle incomparable de la mer furieuse.

HYGROMÉTRIE

Le *degré d'humidité* relative moyenne est de 71. Cette forte humidité, provenant de l'atmosphère marine et des vents du large dominants, contribue beaucoup, comme on sait, à égaliser la température en diminuant le rayonnement.

Chute annuelle de pluie, 1066ᵐᵐ9. En moyenne par an, jours : 133.7 de pluie dont 71.1 grande pluie, et 62.6, petite pluie. La plus grande partie de cette pluie tombe pendant la nuit, et le sol, par sa nature sablonneuse, sèche avec une grande rapidité. Le nombre des jours couverts est très petit, le soleil réapparaissant entre deux nuages.

La clarté du ciel est comparée par des voyageurs à celle de l'Orient ; la qualité de la lumière, très chargée de rayons chimiques, comme c'est la règle pour l'atmosphère marine, est parmi les plus précieux avantages de la station. Parmi ceux-ci, il faut encore citer dans l'atmosphère de l'Océan l'*absence absolue de microbes*, constatée dans toutes les observations faites sur l'air recueilli au-dessus des navires et l'*abondance d'ozone*, cet oxygène condensé dont les propriétés toniques sont si renommées. Les vents de l'Ouest et du Sud-Ouest, dominant toute l'année, font vivre la station sous cette double influence bienfaisante.

HYGIÈNE DE LA STATION

Les conditions hygiéniques de la ville sont excellentes :

Un système complet de fosses étanches et d'égoûts, une adduction abondante d'eau très pure, profondément captée auprès du lac de Mouriscot. Des étuves à désinfection du dernier modèle avec une équipe fonctionnant comme celles de Paris.

D'ailleurs de tout temps l'état sanitaire de Biarritz a été excellent. Ni le typhus, au temps des guerres d'Espagne, ni le choléra, lors de ses diverses apparitions en France, n'ont jamais pu prendre pied à Biarritz, ni à Bayonne. L'influenza y est toujours très bénigne. Les épidé-

mies de fièvre typhoïde sont inconnues à Biarritz, les rares
cas qu'on y observe de temps à autre sont tous reconnus
importation étrangère. Les départements des Pyrénées
Hautes et Basses sont en tête de la France, pour la
statistique des centenaires et des grands vieillards.

BIARRITZ STATION D'HIVER

D'après ce que nous venons de dire du climat, on jugera
quel profit peuvent en retirer les séjournants d'hiver. Ces
avantages, si appréciés en Grande Bretagne, sont trop peu
connus des Français, qui n'y forment encore qu'une colonie
relativement minime, tandis que chaque hiver nous comp-
tons plusieurs milliers d'Anglais pour nos hôtes, et les
nouveaux venus, après leur première saison, deviennent
presque tous de fidèles habitués.

Dans les journées même très pluvieuses, il est bien rare
qu'on ne trouve pas quelques heures pour la vie en plein
air. On peut donc se livrer à Biarritz à tous les genres de
sports : Golf, tennis, équitation, cyclisme. Il existe une
société de chasse au renard, très nombreuse, qui court
deux fois par semaine.

A la Grande Plage, au Port Vieux, à la côte des Basques,
les enfants passent en plein air des journées entières,
déchaussés souvent comme l'été, sur un sable fin et toujours
humide, ce qui, comme on sait, ajoute beaucoup à la
valeur tonique des plages. Jamais les enfants n'ont à réagir
contre le froid. Il nous souvient d'une fillette de 10 ans, de
santé médiocre, qui, par un mois de janvier, relativement
froid, restait sans fatigue 8 heures chaque jour sur les
plages. Dans ces conditions on voit quels résultats intenses
on peut obtenir par un séjour assez prolongé l'hiver, chez
des débilités de toutes sortes, chez des fatigués, soit
enfants, soit adultes.

Disons aussi que le climat marin, tel qu'il existe ici, est extrêmement favorable l'hiver aux tuberculeux pas trop éréthiques. Aux avantages d'Arcachon vient s'ajouter ici l'influence tonique qu'exerce le voisinage de la pleine mer.

En règle générale, tous les arrivants à Biarritz mangent et dorment mieux qu'ils ne faisaient auparavant. Nous avons eu sous les yeux de beaux exemples de guérison de cas relativement avancés. Ce sont ces considérations qui ont décidé l'Assistance Publique à construire sur la Plage d'Hendaye, notre voisine, son nouvel hospice de tuberculeux, dans une position en tout semblable à celle de Biarritz.

En résumé, on mène l'hiver à Biarritz, et disons-le, à bon marché, une vie mondaine, ou tranquille à volonté, dans une atmosphère réconfortante de lumière, de gaieté, avec le spectacle toujours changeant que donnent la mer et les montagnes.

BIARRITZ VILLE DE BAINS DE MER

Dès la fin du siècle dernier, les bains de mer de Biarritz commençaient à être fréquentés par la bonne société du pays. Mais, après quelques tentatives faites dans la première moitié de notre siècle, c'est surtout grâce à l'Impératrice Eugénie que Biarritz a vu ses bains de mer révélés à toute l'Europe ; succès si mérité qu'il s'est, depuis, accru d'année en année. La température de l'eau de mer, sur les plages, dans la saison des bains (qui dans la pratique s'étend de mai à novembre), est de 16° en moyenne et dépasse souvent 20.

Nos trois plages, la côte des Basques, le Port-Vieux et la Grande Plage, différant par leur exposition et par les conditions de leurs bains, ont des indications variées. La côte des Basques, couronnée par nos plus belles villas, offre un bain tranquille avec des vagues modérées et un fond de sable sur lequel on peut avancer très loin sans perdre pied. C'est la plus belle vue sur la côte et les montagnes d'Espagne.

Le Port-Vieux, admirablement abrité dans sa crique et réchauffé par le soleil, n'a presque jamais de lames et convient aux petits enfants et à la majorité des nageurs ; car il est rare que ceux-ci puissent se permettre de perdre pied à la Grande Plage où les grandes vagues sont presque en permanence. Le bain à la lame convient cependant aux baigneurs qui ne savent pas nager et ne redoutent pas le choc de l'eau. Ils y trouveront tous les effets de la douche froide augmentés par la variété et l'imprévu des secousses et le plaisir qui en résulte.

Toutes ces plages sont du sable le plus fin.

Les plus grandes précautions seront prises contre l'appréhension d'un premier bain, qu'il ne faut chercher à vaincre que par la douceur. Cette recommandation s'applique à tous les baigneurs, mais surtout aux enfants. Quelques personnes du pays baignent avec succès leurs enfants dès la première année, mais ceux-ci sont dans des conditions bien différentes de ceux qui nous arrivent des grandes villes, et nous estimons qu'on ne doit les baigner qu'à la troisième année.

A cet âge, ils ne resteront dans l'eau que deux ou trois minutes ; on peut aussi les tremper plusieurs fois de suite pour les habituer à la surprise du froid. Pour les jeunes gens et les adultes, le bain peut se prolonger de dix à vingt minutes ; même sur nos plages, il n'y a aucun avantage à dépasser cette limite à moins qu'il ne s'agisse d'hommes très robustes et nageant pendant toute la durée du bain. Quelques personnes craignant la congestion céphalique se trouveront bien de se faire jeter un seau d'eau froide entre les épaules ou sur la tête couverte d'un bonnet avant d'entrer dans l'eau.

Il est bon toujours d'arriver au bain échauffé par la marche ou par quelque exercice qui ne doit pas cependant aller jusqu'à la fatigue.

Il y a imprudence à se mettre dans l'eau moins de deux heures, et de préférence 3 heures après la fin du déjeuner. Si on prend le bain le matin, il sera utile de faire un léger repas après lequel on attendra une heure. En arrivant au bord de la mer, on doit prendre la précaution d'attendre quelques jours pour être un peu acclimaté à l'atmosphère marine avant de commencer les bains.

La saison balnéaire peut se prolonger avec profit pour beaucoup de personnes jusqu'à 40 et 50 bains. Il sera bon de prendre un répit de 4 ou 5 jours pendant cette période. Le système qui consiste à prendre deux bains par jour matin et soir, n'est pas à recommander ; en tous cas il est formellement interdit aux enfants et aux adolescents. Il est difficile de dire à quel âge on doit renoncer aux bains de mer. Nous connaissons des personnes qui s'en trouvent fort bien après 6o ans et jusqu'à un âge fort avancé. On tiendre grand compte pour en décider de l'état du cœur et des vaisseaux.

Les baigneurs se divisent en 2 catégories : ceux qui réagissent au sortir de l'eau et ceux qui restent refroidis et ne se réchauffent que peu à peu. Ces derniers peuvent tirer bon parti de la mer, mais ils doivent porter une grande attention à la première sensation pénible de froid et ne pas prolonger davantage leur séjour dans l'eau.

Une saison de bains de mer chaque année est passée dans nos mœurs et constitue une mesure d'hygiène excellente.

Les enfants et les adolescents faibles ou anémiques,

Les fatigués de la croissance,

Les surmenés intellectuels en reviennent heureusement modifiés.

Dans la catégorie des malades :

Les lymphatiques,

Les rachitiques,

Les convalescents de l'influenza et des grandes pyrexies,

Les jeunes filles et les jeunes femmes trop peu ou mal réglées,

Les neurasthéniques,

Les porteurs de tuberculoses locales, retirent un grand profit de la balnéation marine.

Nous avons observé plusieurs cas très frappants où les bains du Port-Vieux ont mis fin en peu de jours à des coqueluches rebelles.

Les excellents effets des bains de mer sur le goître exophthalmique sont encore à signaler.

A beaucoup de malades qui terminent un traitement thermal et particulièrement un traitement salin, ils sont ordonnés comme complément et adjuvant de leur cure.

La phtisie pulmonaire (à de rares exceptions),
Les maladies du cœur et des vaisseaux,
L'albuminurie confirmée,
Les coliques néphrétiques et hépatiques,
Le rhumatisme,
Les névralgies,
Les dermatoses en général,

Constituent des contre-indications auxquelles il serait bien dangereux de contrevenir. Aux personnes trop excitables nous ne conseillons pas non plus les bains de mer.

Les femmes auront la stricte obligation de suspendre leurs bains pendant les règles et pourront les reprendre quand la perte sera réduite à un faible écoulement. Nous avons vu souvent se baigner les femmes enceintes, mais nous trouvons que la pratique n'est pas à conseiller à moins qu'elles n'aient du bain de mer une grande habitude.

Enfin toute personne qui veut prendre des bains de mer sans en avoir l'expérience, agira prudemment en consultant un médecin au préalable.

THERMES SALINS

—

En 1893 une société fut fondée pour créer à Biarritz des thermes Salins en y amenant par canalisation l'eau d'une saline de Briscous, petit village basque situé à 12 kilomètres de Bayonne et 19 de Biarritz. Le débit du puits est au minimum de 600 m. c. par jour, c'est-à-dire qu'il répond et au delà à tous les besoins de l'établissement. L'eau mère est produite par l'usine de Mousserolles, aux portes de Bayonne, où l'on fabrique du sel avec l'eau de Briscous, dont la canalisation passe près de là. Un grand réservoir à proximité des Thermes, reçoit l'eau salée et la fournit selon les besoins de la consommation.

L'eau douce nécessaire pour les coupages et l'hydrothérapie non salée est celle de la compagnie des eaux de Biarritz.

La composition chimique de l'eau de Biarritz ressort des deux analyses suivantes :

Du laboratoire des Ponts-et-Chaussées, par MM. Durand-Claye et Debray.

MATIÈRES EN SOLUTION PAR LITRE

Soude	157 g. 329
Potasse	1 773
Chaux	1 405
Magnésie	1 528
Alumine et pyroxide de fer	0 003
Lithine	traces
Chlore	180 g. 420
Brome	0 063
Acide sulfurique	5 637
Silice	0 008
Matières non dosées et pertes	0 009
	348 g. 155
A déduire oxygène correspondant aux chlorures et aux bromures	40 655
	307 g. 500

Analyse de MM. A. Maret et Delattre :

Ici les bases sont réunies aux acides suivant les conventions d'usage.

Chlorure de sodium	295 g. 659
— de potassium	2 608
— de lithium	traces
Bromure de sodium	0 167
Iodure de sodium	traces
Sulfate de chaux	3 375
— de magnésie	4 707
— de soude	0 990
Silice de fer, alumine	0 090
Matières organiques et divers	0 194
TOTAL	307 g. 500

L'eau de Briscous appartient donc à la classe des eaux chlorurées-sodiques fortes et vient même en tête de celles-ci précédant : *La Moulière-Miserey, Salies, Ischl, Bex, Kreuznach, Salins du Jura, Rheinfelden*, ne venant que bien loin après, par leur degré de concentration.

EAUX SALÉES (PAR LITRE)

ÉLÉMENTS MINÉRALISATEURS	BRISCOUS BIARRITZ	SALIES DE BÉARN	MISEREY Besançon	SALINS DU JURA	BEX (Suisse)	KREUZNACH (Prusse)	ISCHL (Autriche)
Densité à l'aréomètre	24°2	21°5	24°	3°6	13°5	1°5	23°5
Résidu sec	307.790	256.240	298.032	26.000	170.226	177.544	244.770
Chlorure de sodium	295 g. 659	245 g. 449	283 g. 800	22 g. 745	156 g. 668	95 g. 220	233 g. 610
— de potassium	2 608	2 304	0 917	0 256	2 654	0 126	»
— de magnésium	»	»	2 428	0 870	1 077	0 032	1 540
— de calcium	»	»	4 037	»	»	1 733	0 440
— de lithium	traces	0 017	»	»	»	»	»
Bromure de sodium	0 167	0 162	0 118	0 031	0 014	0 040	0 050
Iodure de sodium	traces	traces	traces	traces	traces	0 003	»
Sulfate de chaux	3 375	2 740	»	1 417	6 759	»	2 040
— de magnésie	4 707	3 576	»	»	1 018	»	0 590
— de soude	0 990	0 667	6 732	0 681	»	»	5 600
Silice, fer, alumine	0 090	0 184	traces	»	0 003	0 003	0 400
Matières organiques	0 194	1 141	»	»	0 387	0 387	0 500
TOTAUX des résidus secs	307 g. 790	256 g. 240	298 g. 032	26 g. 000	170 g. 226	117 g. 544	244 g. 770

L'*eau-mère*, adjuvant de premier ordre de la médication salée, contient tous les éléments de l'eau salée dont elle provient, mais dosés d'une manière différente, et il est curieux de voir combien son action est par là modifiée.

Quand on évapore l'eau de mer ou l'eau d'une saline, dans la fabrication industrielle du sel, le chlorure de sodium est, en raison de sa concentration et de son degré de solubilité, le premier sel qui se dépose. Il vient un moment où les autres sels commencent à se précipiter, ce qui rendrait le produit impropre à la consommation. L'évaporation doit donc être arrêtée avant ce moment, et la liqueur restante constitue l'eau-mère en usage aux Thermes, dont suit la composition.

EAUX-MÈRES (PAR LITRE)

Chlorure de sodium	99 g.	971
— de potassium	14	596
— de magnésium	257	176
— de lithium	1	150
Bromures divers	10	215
Iodures divers	0	013
Sulfate de chaux	traces	
Sulfate de magnésie	9	030
— de soude	10	650
— de potasse	15	244
Silice, fer, alumine	0	358
TOTAL des résidus secs	418 g.	403

On fabrique encore une autre sorte d'eau-mère plus concentrée, elle est vendue au public pour la préparation des bains salés artificiels ; on vend aussi dans ce même but les *sels d'eaux-mères* qui se déposent au cours de la fabrication de l'eau-mère.

Les Thermes Salins de Biarritz réalisent les meilleures conditions de confortable : vastes galeries, cabines claires et aérées, pourvues de petits lits de repos. Les baignoires sont en fonte émaillée ; quatre robinets y fournissent l'eau salée et l'eau douce, chaude et froide. Le bain est composé sous les yeux du baigneur, réglé au thermomètre et au pèse-sel.

L'hiver, l'établissement est ouvert jusqu'à midi et bien chauffé par un calorifère. Un pavillon est réservé aux malades qui doivent joindre à leur traitement thermal l'hydrothérapie. Deux salles de douches très spacieuses réunissent tous les perfectionnements de l'outillage moderne. Elles communiquent par des couloirs intérieurs avec les cabines, permettant ainsi aux baigneurs de passer en peignoir sans se refroidir du bain à la douche. Ces salles sont alimentées d'eau salée. Deux autres pareillement installées sont consacrées à l'hydrothérapie d'eau douce.

Les Thermes Salins sont voisins d'un grand hôtel communiquant, par une passerelle couverte, avec les galeries des bains ; disposition commode pour ceux des malades que leur état empêche de se déplacer et qui, aussi, peuvent se faire porter de leur chambre au bain sur des brancards.

La façade de l'établissement donne sur un grand et beau jardin entouré de grilles, où les enfants peuvent jouer en toute sécurité.

Un tramway à passage fréquent réunit les Thermes au cœur de la ville, qui est éloigné de 800 mètres environ.

LA MÉDICATION CHLORURÉE SODIQUE

L'eau du bain salé, par son contact prolongé avec la peau, agit sur l'organisme :

1º Par sa température ;

2º Par l'excitation produite sur les terminaisons nerveuses sensitives de l'épiderme, en raison de sa composition chimique et de son degré de concentration.

D'après une manière de voir assez répandue, il faudrait y ajouter l'absorption à travers l'épiderme d'une quantité appréciable de sels dissous. Nous renvoyons, pour la discussion de ce point, aux traités de Physiologie où l'on voit que cette théorie de l'absorption cutanée manque de fondement.

L'action des bains chauds d'eau douce sur l'économie est bien connue, le bain entre 33 et 37 produit un effet sédatif. Cet effet, si le bain est trop prolongé, répété trop souvent ou pris trop chaud, devient déprimant, comme chacun sait. D'où l'indication de ne jamais porter la température d'un bain au-delà du strict nécessaire pour éviter la sensation de froid, si on s'en propose des effets toniques.

L'action qu'exercent les solutions salines sur la peau quand leur contact est assez prolongé, est certainement d'ordre sensitif et réflexe. Nous avons dit que la théorie de l'absorption va perdant du terrain.

On sait aujourd'hui qu'il existe dans la couche profonde de l'épiderme, *couche muqueuse de Malpighi*, un réseau nerveux sensitif dont les fibres, sans myéline, après avoir perforé la membrane basale se divisent, s'anastomosent entre elles, atteignent le *stratum granulosum*, sans y pénétrer, et chacune s'y termine par un petit renflement. Ranvier décrit ces fibres comme contenues pour la plupart dans des gaines dans lesquelles on voit quelques cellules émigratrices, qui s'y sont glissées, indiquant bien par leur présence combien tout ce système est perméable. Dans plusieurs régions on trouve même, dans la couche profonde de l'épiderme, des terminaisons nerveuses, plus différenciées, naturellement sensitives, qu'on nomme *ménisques* et *cellules tactiles*. On doit admettre que pendant la durée du bain la solution saline, pénétrant plus ou moins profondément dans l'épaisseur de l'épiderme par imbibition des couches cornées, arrive jusqu'aux terminaisons nerveuses que nous venons de décrire, et les impressionne directement par son contact. En effet, si l'on met dans un bain salé même très atténué un enfant en bas-âge ou une femme à la peau sensible, il arrive souvent qu'ils se plaignent d'une sensation de piqûres ou de cuisson. Cela n'est pas le cas le plus fréquent, mais montre bien qu'on est en présence d'un processus de révulsion cutanée générale qui le plus souvent reste inconscient et n'est perçu que des sujets dont la sensibilité dépasse la normale. Ces derniers éprouvent de la balnéation des effets très marqués ; peu à peu, d'ailleurs, il se fait une accoutumance de la peau, et toute sensation disparaît.

Nous pensons donc que la balnéation salée agit à la manière d'un excitant cutané comme feraient les rayons solaires, un bain électrique ou un bain sinapisé, ou des frictions alcooliques ou térébenthinées, sans qu'il intervienne aucun phénomène d'absorption.

Passant maintenant aux résultats de la balnéation, nous les décrirons successivement comme effets *physiologiques* et effets *thérapeutiques* sans perdre de vue que les seconds sont la conséquence des premiers. Nous emprunterons l'exposition des effets physiologiques aux *Leçons de thérapeutique* du professeur Hayem.

Röhrig, Zimtz et Paalzow ont constaté qu'un bain à 30 gr. par litre de chlorure de sodium, augmente de 15.3 o/° la consommation d'oxygène, et de 25 %, l'excrétion d'acide carbonique. Un bain d'eau douce donné dans les mêmes conditions laisse identiques ces deux facteurs. Keller de Rheinfelden dit que le bain à 30 gr. par litre produit :

Augmentation : du volume d'urine excrété,
   id.   des chlorures,
   id.   des phosphates.

Diminution : de l'azote total,
   id.   de l'acide sulfurique,
   id.   du poids du corps.

Le bain d'eau douce donne les effets contraires, c'est-à-dire :

Diminution : de l'urée,
   id.   des chlorures,
   id.   des phosphates.

Augmentation : azote total,
   id.   acide sulfurique,
   id.   poids du corps.

Gouly, expérimentant sur lui-même, à Salies-de-Béarn, trouve :

Avec le bain à 1/4, c'est-à-dire à 64 gr. de sel par litre :

Diminution : du volume d'urines,
   id.   des matières inorganiques,
   id.   de l'acide urique,
   id.   des matières extractives azotées

Augmentation : des matières organiques,
   id.   de l'urée,
   id.   du coefficient d'oxydation azotée,
   id.   des phosphates,

Augmentation : de l'acide phosphorique,

    id.   de l'azote total.

Égalité : pour l'azote incomplètement oxydé,

    id.   pour les matériaux solides.

Effets du bain *demi sel* de Salies : 128 gr. par litre : il augmente tous les éléments de l'urine et diminue le rapport de l'acide phosphorique à l'azote total.

Effets du bain pur de Salies (256 gr.) par litre) :

Diminution : de l'azote incomplètement oxydé,

    id.   des matières extractives azotées,

    id.   du rapport de l'acide phosphorique à l'azote total.

Dans ces énumérations il faut entendre par : *matières organiques*, ce qui reste dans le résidu sec de l'urine quand on en a retiré les sels inorganiques. *Matières inorganiques*, les sels de l'urine à base inorganique : chlorures, phosphates, sulfates.

Azote total, celui qu'on extrait de toutes les substances azotées de l'urine, savoir : l'urée, l'acide urique, la créatinine, l'acide hippurique, des matières extractives encore indéterminées et très complexes, enfin quelques autres corps figurant dans l'urine à l'état de traces.

Azote complètement oxydé, celui qu'on extrait de l'*urée* car c'est dans ce corps que l'oxydation de l'azote par l'économie est portée au maximum.

Azote incomplètement oxydé, se mesure à la différence entre l'azote total et l'azote extrait de l'urée, et provient de tous les corps azotés énumérés ci-dessus à la suite de l'urée dans lesquels le rapport de l'oxygène à l'azote est moindre.

Coefficient d'oxydation azotée. C'est le quotient du chiffre de l'azote complètement oxydé par celui de l'azote total.

Ce coefficient d'oxydation azotée est un des renseignements les plus intéressants qu'on puisse avoir sur la physiologie d'un individu. Il exprime en effet toute l'énergie des fonctions vitales parmi lesquelles l'oxydation de l'azote est à coup sûr une des principales.

Elle représente en quelque sorte l'exposant de vitalité du sujet en dehors de certaines conditions pathologiques que nous n'avons pas à mentionner ici.

Hayem conclut que la balnéation chlorurée-sodique exerce une action générale tonique, augmente l'appétit, favorise la digestion et accélère la reconstitution des matériaux azotés.

Notre collègue et ami, le Dr Lavergne, de Biarritz, a communiqué récemment à l'Académie de Médecine un travail personnel intéressant, sur les effets physiologiques des *bains d'eau mère*. D'où il ressort qu'après un traitement composé de 3 bains, dont 1 avec 10 litres et 2 avec 20 litres d'eau mère, notre confrère a constaté dans sa physiologie les changements suivants :

Le volume d'urine ne varie pas.

L'urée,

L'azote total,

Le coefficient d'oxydation des matières azotées,

L'acide urique,

Les chlorures,

Les phosphates,

Décroissent d'une manière notable.

Cette action est contraire à celle du bain salé pour l'urée, l'azote total, le coefficient d'oxydation. Elle lui est semblable pour la diminution de l'acide urique et des phosphates.

Si donc, le bain salé, d'après M. Albert Robin, convient aux hypoazoturiques et aux gens à oxydations amoindries, le bain d'eau-mère sera réservé aux hyperazoturiques avec excès d'oxydation.

EFFETS THÉRAPEUTIQUES

Les effets thérapeutiques de la médication chlorurée sodique diffèrent notablement selon que le sujet traité est porteur ou non d'un foyer inflammatoire. Chez les personnes indemnes de tout reste d'inflammation antérieure, les effets de la cure saline, sont, comme les expériences ci-dessus le démontrent, *orthotrophiques*, c'est-à-dire tendant à ramener la nutrition au type normal :

Augmentation de l'oxygène absorbé ;

Elévation des taux d'oxydation de l'azote ;

Harmonisation du rapport de l'acide phosphorique à l'azote total.

Nous pensons qu'en dehors de cet ordre d'idées il y a lieu d'admettre une action directement dynamogène de l'excitation cutanée sur les centres nerveux cérébro-spinaux, d'où proviennent les effets toniques qui tiennent le premier rang parmi les bienfaits de l'eau salée.

Beaucoup de malades voient leurs forces croître d'une manière continue et uniforme pendant la durée du traitement, et cet accroissement se poursuit pendant les mois suivants sous l'impulsion donnée. Mais ce n'est pas toujours le cas. Il arrive assez souvent que, l'action des bains venant à dépasser les limites de la force réactive, une petite crise se produise sous forme d'un peu de fatigue ou, plus rarement, d'excitation. Il suffit alors, pour y remédier, de modifier le traitement aussitôt, selon les exigences du cas, et rien n'est perdu des résultats déjà acquis. La fin du traitement ne marque pas le terme du progrès. Sous l'impulsion reçue, l'amélioration continue pendant plusieurs mois.

Parmi les sujets qui relèvent uniquement de ce mode de

réaction, c'est-à-dire sont exempts de tout foyer inflammatoire ancien, il faut citer :

Les *débilités* de toutes sortes,

Les *surmenés* de la vie mondaine et des affaires,

Les *déprimés* par secousses morales,

Les *fatigués* du matin,

Les *neurasthéniques* de la catégorie non excitable,

Les *convalescents des grandes pyrexies* et tout particulièrement de l'*influenza*,

Les *convalescents* des grandes opérations,

Les *lymphatiques*,

Les *anémiques* de tout ordre,

L'*anémie* de croissance,

Les *chlorotiques*,

Les *enfants rachitiques*,

Les *déviations du rachis* dues à l'insuffisance musculaire,

Les *paralysies enfantiles* et tout particulièrement la *paralysie spinale atrophique*,

Les *paralysies diphtériques* qu'elles soient d'origine centrale ou périphérique,

Les *paralysies alcooliques*,

La *dilatation de l'estomac*,

Les *diabétiques* dans les périodes d'abattement.

Par ce que nous avons dit des effets oxydants de l'eau salée on comprendra les bienfaits qu'elle doit produire *chez les obèses* qui souffrent presque tous d'une nutrition ralentie.

Il nous est arrivé de remonter grandement plusieurs *syphilitiques* à la période secondaire, ce qui leur a permis de supporter des traitements très énergiques qu'ils n'avaient jusque là pu endurer.

Nous avons eu l'occasion, dans notre clientèle locale, de soutenir et fortifier beaucoup de gens *très âgés*, au moyen de bains très dilués et un peu espacés. Le traitement salin combiné à l'hydrothérapie, chez des *morphinomanes*, nous a donné un relèvement de forces, grâce auxquels ils purent abaisser considérablement leurs doses sans en éprouver d'inconvénients.

b). — LÉSIONS INFLAMMATOIRES

Chez les malades gardant des restes de lésions inflammatoires anciennes ou récentes, l'effet des bains salés indépendamment du relèvement des forces, aboutit à une poussée phagocytaire localisée sur ces lésions. Tantôt cette poussée se produit graduellement, et, alors on assiste à une réduction progressive des foyers enflammés chroniquement :

Les ganglions hypertrophiés diminuent de volume, les empâtements se dissolvent, les vieilles plaies se cicatrisent, les fistules tarissent, les articulations lésées sont moins empâtées et plus mobiles.

Plus souvent la poussée se fait avec brusquerie, les ganglions grossissent et s'empâtent par congestion de voisinage, et deviennent douloureux, les fistules donnent plus d'écoulement, ou bien celui-ci, de séreux, devient franchement purulent. Des douleurs, avec gonflement, se montrent dans les articulations intéressées. Parfois aussi, des points où l'inflammation était jusque là restée latente, sont le siège d'une poussée nouvelle. On ne doit pas s'alarmer de cela, ce mouvement quasi inflammatoire ou plutôt phagocytaire, a presque toujours un caractère favorable et réparateur ; plus ou moins rapidement les choses rentrant dans l'ordre, le progrès s'accentue et se prolonge souvent pendant de longs mois.

Les lésions auxquelles s'applique avec succès la médication chlorurée-sodique sont les suivantes :

a). — TUBERCULOSES

Toutes les *tuberculoses locales* sont traitées avec succès par nos eaux, sauf celles qui siègent dans des organes d'une trop grande importance vitale et où la moindre poussée produira des effets déplorables.

Les *phthisiques* doivent s'abstenir des bains salés.

La *tuberculose du rein* est aussi une contre-indication formelle à cause de l'acuité des réactions dans cet organe, et des conséquences redoutables qu'elles pourraient entraîner à bref délai.

Les *cystites tuberculeuses* à allures excitables doivent également être bannies. Par contre les *cystites torpides* y trouveront profit.

On enverra avec succès à Biarritz :

Les *tuberculoses ganglionnaires* de tout siège, et notamment l'*adénopathie trachéobronchique* ;

Les *micropolyadénites* qui, d'ailleurs, ne sont pas toujours de nature tuberculeuse ;

Les *tuberculoses cutanées* ;

Les *tuberculoses osseuses,* particulièrement celles de la main et du pied ;

La *tuberculose vertébrale* ;

Les *ostéoarthrites tuberculeuses* ;

La *coxotuberculose* fournit de très beaux succès: Le traitement est aisément conciliable avec l'immobilisation et l'extension continue ;

Les *synovites fongueuses ;*

La *tuberculose testiculaire* ;

La *tuberculose péritonéale* dont le traitement doit être entouré de grandes précautions.

En dehors de la tuberculose, les lésions chroniques

produites par les microbes habituels de la suppuration,

Staphylococcus albus et aureus,
Streptocoque,
Pneumocoque,
Coli-bacille.

Parmi les lésions qu'on a le plus souvent l'occasion de traiter et qui donnent les plus beaux succès, il faut citer les *adénopathies cervicales* dites *strumeuses*, et qui sont le plus souvent dues à des agents pathogènes qui ont pénétré par la voie des amygdales, bien plus souvent encore par celle des végétations adénoïdes dont la fréquence est si grande, enfin fréquemment par les altérations des dents ou de l'impétigo infantile, origines qu'on songe trop peu à rechercher.

Tout cet ensemble causal, auquel il convient d'ajouter bon nombre de cas tuberculeux difficiles à distinguer, constitue l'ancienne scrofule, qui est aujourd'hui morcelée et répartie entre ses causes variées.

Les foyers d'*ostéomyélite non tuberculeuse* demandent une grande réserve dans leur traitement à cause de la brusquerie avec laquelle elles réagissent par une suppuration abondante.

b). — Maladies des Femmes

Les jeunes filles dont les règles tardent à apparaître, celles chez lesquelles cette apparition est douloureuse, recourront avec succès à la cure saline, qu'il s'agisse, comme cause de leur état, d'anémie, de troubles nerveux ou d'une lenteur de leur développement sexuel. Des jeunes femmes toujours très peu réglées et chez lesquelles cet état s'accompagnait de stérilité, ont vu, à notre connaissance, leur flux sanguin redevenir normal, et après plusieurs cures une grossesse est survenue.

Les troubles pénibles de la *ménopause* sont également très améliorés à Biarritz.

Les femmes atteintes de *fibromes* ont fréquenté de tous temps les stations salines et en ont retiré profit. L'effet tonique des eaux ne manque pas de se faire sentir chez elles, et à Biarritz il est encore accru par l'action du climat. L'atténuation des hémorrhagies s'observe souvent, et dans certains cas, une diminution de volume est observée.

Les femmes dont les *métrites* ne paraissent pas nécessiter le curetage ou qui l'ont refusé, ou celles qui n'en ont pas tiré tous les bénéfices attendus, sont grandement améliorées à Biarritz, surtout les malades à gros utérus avec leucorrhée abondante. Les métrites à grandes hémorrhagies rétrocèdent également très bien.

Les lésions annexielles, *salpingites, ovarites* et surtout les *paramétrites* avec *grands exsudats*, sont très améliorées et rendues supportables.

Toutefois, dès qu'il y aura dans la salpingite tendance à poussées congestives, le traitement devra être dirigé avec la plus extrême prudence.

En général, *toutes les femmes atteintes d'affections génitales* quelconques souffrent grandement de *symptômes nerveux surajoutés* : malaises, douleurs, faiblesse, anorexie, gastralgie. Tous ces états fâcheux sont, dans la règle, atténués ou terminés par la cure saline, surtout quand on y joint l'hydrothérapie.

CONTRE-INDICATIONS

Maladies du cœur mal compensées.
Albuminurie.
Phthisie tuberculeuse.
Asthme.

Herpétisme, à propos duquel il est à remarquer que le bain salé prédispose beaucoup moins aux éruptions cutanées que le bain de mer chaud ; nous avons souvent baigné avec succès des malades atteints d'urticaire à point de départ stomacal et intestinal et l'affection a été très améliorée.

Excitabilité nerveuse.

DURÉE DE LA CURE

Les personnes qui arrivent à Biarritz avec l'intention d'y rester seulement 21 jours peuvent s'attendre à ne faire qu'un traitement très incomplet sans grands résultats. 25 bains au moins sont nécessaires. Les meilleurs effets sont produits par des traitements plus prolongés allant de 35 à 40 bains ; de tels traitements doivent être interrompus pendant au moins une semaine.

Souvent une première cure amène de bons résultats qu'il y a grand avantage à confirmer par une seconde saison dans la même année, cure qui peut alors être menée plus rapidement, grâce à l'habitude acquise des bains salés. Les enfants chétifs — les grands anémiques, — les femmes porteuses de corps fibreux devront revenir plusieurs années.

ADJUVANTS DE LA CURE SALINE

I. — HYDROTHÉRAPIE

De tous les adjuvants de la balnéation saline, aucun pour nous n'a plus d'importance que l'hydrothérapie ; elle en est à nos yeux le complément indispensable toutes les fois qu'elle paraît pouvoir être supportée. L'installation du pavillon des douches, aux Thermes, que nous avons décrite plus haut, s'y prête à merveille. Le personnel des doucheurs et doucheuses est excellent.

Il faut se garder de donner les douches dès le début d'un traitement, surtout chez les personnes qui n'y sont pas accoutumées. Au bout de quelques bains, si la médication est bien supportée et même dans le cas où elle provoque une légère fatigue, on commence par une série de douches chaudes entre 38 et 42. (Jet très brisé et durée 1 à 3 minutes). Quand ces douches sont bien tolérées, on les fait suivre de quelques secondes d'eau froide, s'il y a alors manque de réaction, on fait suivre l'eau froide d'un nouveau jet chaud général très bref, qui peut être ensuite supprimé quand l'accoutumance à l'eau froide est assez établie. La douche froide peut être prolongée jusqu'à 20 et 40 secondes, et finalement, si la durée du traitement le permet, on peut arriver dans les meilleurs cas, à terminer chaque bain par une douche simplement froide de 30 ou 40 secondes, avec jet fort.

Nous avons toujours préféré la douche administrée *après le bain*, pour éviter que le processus de la réaction ne soit troublé par une immersion chaude prolongée.

Les avantages de l'hydrothérapie consécutive au bain, nous paraissent être grands. Ils font disparaître la fatigue

qui survient si souvent au cours des traitements permettant
d'aller plus vite et de faire un traitement à la fois plus
copieux et plus profitable. On sait d'ailleurs combien
l'hydrothérapie à elle seule améliore la neurasthénie et
plus de la moitié des adultes que l'on baigne à Biarritz en
sont atteints à des degrés variables et pour les raisons les
plus diverses.

Un autre grand avantage acquis par les malades : c'est
qu'ayant appris ainsi à supporter l'hydrothérapie, ils peuvent la continuer ultérieurement, soit sous forme de
douches, soit sous celle d'affusions froides (*tub.*).

Nous avons observé un homme de 40 ans, grand dilaté
de l'estomac à la suite d'un traumatisme pectoral, qui
essaya de toutes manières, dans les meilleurs établisse-
ments de Paris, de se traiter par l'hydrothérapie et n'y put
réussir. Il vint à Biarritz, et, après une courte cure saline,
put supporter graduellement les douches chaudes, puis
chaudes et froides, puis toutes froides, ce qui entraîna une
guérison définitive de ses troubles gastriques. Nous consi-
dérons comme une des indications principales de la cure
saline cette faculté de faire supporter l'hydrothérapie à des
personnes qui n'y pouvaient parvenir autrement.

Les douches locales qu'on donne sur la partie enflammée
chroniquement pour en obtenir la réduction, sont générale-
ment administrées avec le jet filiforme très chaud.
D'autres fois on emploie un jet massif, peu percutant.

Les femmes atteintes de maladies de matrice se trouvent bien de faire dans le bain des injections prolongées
avec de l'eau salée forte. Une méthode analogue dans ses
effets, consiste dans l'introduction d'un petit spéculum
grillagé.

2. — MASSAGE

Le massage général est un puissant auxiliaire d'unecure saline, surtout pour les malades qui ne peuvent autrement user de leurs muscles. Le massage local pour les affections articulaires s'y joint très heureusement. Sous l'influence de ces deux traitements réunis (balnéation et massage), des cas de coxalgies non suppurées ont guéri complètement. La balnéation pousse à la réparation des muscles et à la résolution des épanchements. Notre station est pourvue d'un personnel très compétent de masseurs et masseuses français ou suédois.

3. — EXERCICE. GYMNASTIQUE

Quelques malades doivent se reposer après le bain. Pour d'autres, en plus grand nombre, il est avantageux de faire une réaction par la marche en sortant de l'eau ; les malades devront passer le plus de temps possible au grand air et de préférence sur les plages.

Nous nous sommes trouvé bien pour tous nos malades nerveux, pour les obèses de tous les âges et des deux sexes, et tout particulièrement pour les enfants, de les soumettre à des pratiques gymnastiques en combinant les mouvements passifs des Suédois avec des mouvements calculés pour dilater la poitrine et augmenter la capacité respiratoire.

4. — BAINS DE MER.

Dans la saison des bains de mer, les malades qui terminent un traitement salin ont souvent grand avantage, après quelques jours de repos, à faire une courte saison de bains de mer. Pour ceux qui n'en ont pas l'habitude, l'hydrothérapie qui a accompagné leurs bains leur facilite cette pratique.

CONCLUSIONS

Comme conclusion, envisageons la place qu'il convient d'assigner à la balnéation chlorurée sodique dans la thérapeutique générale. Elle vient dans l'échelle de la médication tonique *au-dessus* des méthodes analogues qui s'adressent à la sensibilité cutanée, *frictions sèches, frictions d'alcool* et *d'essence de térébenthine, électricité statique, hydrothérapie, bains électriques, bains sulfureux, bains d'eau chargée d'acide carbonique*.

Au-dessus, comme intensité d'effets, il faut placer les injections sous-cutanées de sérum artificiel, qui sont aujourd'hui d'un si grand usage et rendent tant de services. Malgré la différence du mécanisme, les bains salés se comportent en effet à bien des égards comme cette méthode rivale. Là encore nous retrouvons l'augmentation des forces et de l'appétit, la poussée tonique et phagocytaire. Mais la balnéation avec des effets égaux à la longue est infiniment plus facile à manier, à graduer, à prolonger, et enfin les malades auront bien moins de peine à s'y soumettre.

Il est à noter que les poussées sur les foyers inflammatoires qu'elle provoque *ne produisent jamais d'élévation de température*, ce qui est le cas pour le sérum.

On peut dire que la fièvre thermale ne s'observe pas chez nous.

116